RECHERCHES

MÉDICO-CHIRURGICALES.

Lyon. — Imprimerie de DUMOULIN, RONET et SIBUET, quai St-Antoine, 33.

RECHERCHES
MÉDICO - CHIRURGICALES,

POUR SERVIR A L'HISTOIRE

1º DE L'ASPHYXIE PAR CAUSE MÉCANIQUE CHEZ LA FEMME ENCEINTE ;
2º DE L'INFLAMMATION DES VAISSEAUX LYMPHATIQUES CHEZ LA FEMME
EN COUCHE ;
3º DES MALADIES DE LA VESSIE, ET DE LA PONCTION
DE CET ORGANE PAR LE RECTUM ;

PAR

F. M. Ph. Levrat aîné,

Ancien doyen des médecins de l'Hôtel-Dieu de Lyon, membre titulaire de la Société de
médecine et de la Société d'éducation de la même ville, associé ou correspondant
des Sociétés médicales et littéraires de Paris, Montpellier, Bordeaux,
Marseille, Toulouse, Dijon, Nantes, Mâcon, Bourg,
Niort, Berlin, etc.

Occasio præceps, experientia fallax,
judicium difficile.
HIPPOCRATE.

LYON.

CHARLES SAVY JEUNE, LIBRAIRE-ÉDITEUR,
Quai des Célestins, Nº 48.

PARIS.

J.-B. BAILLIÈRE, LIBRAIRE,
Rue de l'Ecole-de-Médecine.
LONDRES, MÊME MAISON, STREET-RÉGENT.

—

1842.

A MONSIEUR SEGALAS,

Docteur et Professeur agrégé de la Faculté de médecine de Paris, membre de
l'Académie royale de médecine, de la Légion-d'Honneur, de la Société
de médecine, de la Société médico-pratique, de la Société
médicale du Temple, correspondant des Sociétés
médico-chirurgicales de Lyon, Berlin,
etc., etc., etc.

MONSIEUR,

En vous dédiant les premières pages que je
publie depuis que vous m'avez rendu à la santé
et à une vie nouvelle, je satisfais un pressant
besoin de mon cœur, celui de la plus vive
reconnaissance !

LEVRAT AÎNÉ.

RECHERCHES

MÉDICO-CHIRURGICALES.

DE L'ASPHYXIE DE LA FEMME ENCEINTE

PAR CAUSE MÉCANIQUE.

La femme arrivée au terme de la grossesse serait-elle sujette à une espèce d'asphyxie déterminée par la suspension mécanique des mouvements d'inspiration et d'expiration et enfin par le refoulement du diaphragme et des poumons ? C'est ce que les faits que nous allons rapporter sembleraient établir. Cet accident grave n'est pas indiqué chez les auteurs, à moins qu'ils n'aient confondu cette maladie avec l'éclampsie, cependant les symp-

(1) Ce Mémoire a été lu à la section des sciences médicales du Congrès scientifique de France, tenu à Lyon, le 10 septembre 1841.

1

tômes ne sont pas les mêmes, quoique toutefois une partie du traitement la plus impor-
tante, qui consiste à diminuer la réplétion de
la matrice, se trouve dans l'un comme dans
l'autre cas d'une application des plus urgentes.

Dans la maladie dont nous parlons, l'asphyxie, il y a d'abord suspension de la respiration qui produit celle de la circulation et
de l'action cérébrale par défaut d'hématose.
Il y a ici syncope, mort apparente. Dans
l'éclampsie la scène commence dans l'appareil
de l'innervation; il y a convulsion; la langue
sort violemment de la bouche, et se trouve
serrée par le rapprochement des arcades
dentaires; on remarque souvent une écume
sanguinolente comme dans l'épilepsie (1).
Dans l'asphyxie on ne voit rien de semblable.
L'éclampsie est marquée par des accès irré-
guliers et qui se succèdent avec plus ou moins
de violence et de fréquence, et se continuent
même après l'accouchement.

Dans l'asphyxie il n'y a point de mouvement convulsif; la mort, quand elle a lieu,
arrive par syncope, et d'une manière lente

______

(1) Voyez M. Velpeau, *Traité des accouchements.*

et inaperçue ; si au contraire cette maladie est combattue à temps, elle cesse pour ne plus reparaître.

Quelques auteurs, Scarpa surtout, ont fixé l'attention des médecins, sur une espèce d'ascite qui arrive chez les femmes enceintes et qui détermine l'éclampsie. Scarpa la considère comme assez fréquente et souvent dangereuse. Ce professeur conseille de pratiquer une incision à l'abdomen, au côté gauche de l'appendice xiphoïde, opération grave qui n'a pas toujours été suivie de succès, quoiqu'elle soit faite dans un lieu où il n'y a pas à craindre de blesser ni la matrice, ni les viscères.

La maladie qui fait le sujet de ce mémoire n'a nullement son siége dans l'abdomen ; elle est guérie par la déplétion de la matrice et ne laisse aucune trace de son existence ; s'il en était autrement et si elle tenait à l'ascite, elle offrirait des suites plus ou moins graves et ne disparaîtrait pas sous l'influence de l'évacuation des eaux de l'amnios.

PREMIÈRE OBSERVATION.

—

En 1805, mon père fut appelé à Douvres en Bugey, pour une femme qui, disait-on, ne pouvait plus respirer. Me trouvant dans ce moment chez mon père, je l'accompagnai dans cette visite. Nous trouvâmes une femme enceinte pour la sixième fois, et arrivée au terme de sa grossesse. Depuis peu d'instants elle ne donnait plus de signe de vie. Les artères brachiales ne battaient plus, la respiration était presque nulle.

Le ventre était énorme et tendu comme un tambour, la fluctuation dans tout l'abdomen était très-prononcée. Nous avions porté divers instruments, entre autres un trois-quarts. Mon père, quoique déjà vieux praticien, n'avait jamais vu un semblable cas, et moi encore bien moins. Sans délibérer trop longtemps, après avoir reconnu l'occlusion complète de l'utérus, je plonge le trois-quarts, comme dans la paracentèse, dans le lieu d'élection pour cette opération. Une sérosité limpide, mucilagineuse, coule en très-grande abondance, il en sort au moins vingt-quatre pintes; bientôt la femme pousse un grand soupir, la respiration revient peu à peu à son état normal; la circulation se rétablit aussi, et la malade est sauvée. Huit jours après Mme Rolliet, c'était son nom, accouche de deux enfants qui ont vécu et qui vivent encore. Après trente-six ans, on se rappelle dans le pays l'histoire de cette cure surprenante.

DEUXIÈME OBSERVATION.

—

Mme L. était enceinte pour la sixième fois;
une gastrite qui avait commencé avec la grossesse l'avait fatiguée pendant toute sa durée;
la malade toujours tourmentée par la soif,
ne pouvait supporter aucun aliment solide.
Vers les deux derniers mois de la gestation,
les urines étaient rouges et coulaient peu;
le ventre prenait un accroissement extraordinaire, et chaque jour la respiration devenait plus courte et plus difficile; il y avait
maigreur extrême, et cependant les jambes
n'étaient que légèrement enflées le soir malgré
l'énormité du ventre. Mme L. était arrivée au
terme de sa grossesse, lorsque subitement
elle se trouve mal et perd connaissance.
Appelé auprès d'elle, il n'y avait plus de
pouls, la respiration était nulle; toutes les
parties de la face étaient d'un violet pâle,
les yeux fermés, la bouche béante. Couchée

dans son lit on la met sur son séant, on ventille l'air qui l'environne, on frictionne les membres avec des eaux spiritueuses; la malade reprend connaissance, mais la respiration et la circulation sont toujours gênées. Une saignée du bras conseillée par un médecin appelé en consultation, ne change pas la position alarmante de Mme L. Resté seul auprès d'elle après la consultation et voyant les accidents s'aggraver de nouveau je vais à la recherche du col utérin, je le trouve effacé, mais fermé; cependant je parviens à le dilater avec l'index, je sens les membranes de l'amnios, je les ouvre, une quantité extraordinaire d'eau s'écoule, et à l'instant la malade reprend sa respiration par un long soupir, la circulation aussi se rétablit. Vingt-quatre heures après, les douleurs de la parturition se font sentir, l'accouchement le plus naturel a lieu, et tout rentre dans l'ordre ordinaire.

TROISIÈME OBSERVATION.

—

Mme Gallot, de Bourgneuf, enceinte pour la troisième fois, était arrivée à huit mois et demi de sa grossesse, qui avait été pénible et pendant laquelle elle avait souffert d'une soif que le vin seul calmait, moyen peu propre à diminuer l'irritation dont la soif n'était qu'un symptôme. La maigreur était extrême et contrastait avec un ventre énorme. Depuis plusieurs jours la respiration devenait courte et difficile ; la malade passait les nuits sur un fauteuil ; les jambes étaient légèrement œdématiées, les urines rouges et peu abondantes. La langue constamment rouge annonçait une irritation vive de l'estomac. Dans la soirée Mme Gallot prend une suffocation, les vaisseaux capillaires de la face sont injectés, toute la peau est d'un violet pâle, on la croit morte, on vient en toute hâte me chercher. J'arrive et la trouve entre les bras de ses voisines et de sœurs de Saint-Vincent-de-Paule, qui l'avaient saignée sans résultat. Je vais à la recherche du col utérin, que j'atteins, mais non sans peine, attendu qu'il existait une anté-version de la matrice; je pénètre dans l'utérus avec l'indicateur, je romps la poche des eaux qui s'écoulent en abondance : à l'instant la respiration revient, et peu à peu tout rentre dans un état normal. L'accouchement a lieu six jours après et ne présente rien de particulier.

QUATRIÈME OBSERVATION.

—

Mme Barbue, âgée de trente-six ans, était
enceinte pour la cinquième fois. Les commen-
cements de son nouvel état avaient été péni-
bles et souffrants. Cette espèce de gastrite
si fréquente chez les femmes enceintes et
qu'elle éprouvait depuis les premiers jours
de la gestation, était devenue tellement fati-
gante vers les derniers mois, qu'elle ne
pouvait supporter qu'un peu de bouillon de
poulet, de l'eau gazeuse sucrée et l'oran-
geade ; malgré cet état si pénible elle n'avait
consulté personne. Le visage était maigre,
terreux ; le ventre énorme tombait sur les
cuisses, il y avait un peu d'œdématie des
jambes ; la respiration était courte. La malade ne pouvait plus se coucher ; dès le huitième mois de la grossesse elle était obligée
de passer les nuits dans un fauteuil ; en peu
de jours et vers la fin de la gestation, le

ventre avait pris un volume énorme, la peau était tellement tendue que l'on aurait pu penser qu'elle allait éclater. Dans cet état de gêne extrême Mme B. ne peut plus respirer, elle sent qu'elle meurt, je suis appelé et je la trouve complètement asphyxiée. Je vais de suite à la recherche du col utérin que je trouve souple et un peu dilaté, je perce les membranes, les eaux s'écoulent en abondance, bientôt la respiration se rétablit et tout rentre dans un ordre naturel. Douze heures après, les douleurs de la parturition se font sentir, et au bout de quelques instants Mme B. donne le jour à un enfant bien portant.

CINQUIÈME OBSERVATION.

—

La femme d'un honorable médecin d'une ville voisine de Lyon, était enceinte pour la première fois; dès les premiers jours de la grossesse elle prit la fièvre intermittente, elle la garda plusieurs mois avec quelques jours d'intervalle; à six mois de la grossesse elle était guérie, elle avait repris un peu d'appétit et son état s'était amélioré. Dès le huitième mois le ventre avait un développement énorme, déjà la respiration était gênée, difficile; on pratiquait de petites saignées sans obtenir de soulagement.

L'estomac fatigué par l'usage des préparations de quinquina, était irrité. Mᵐᵉ C. avait conservé depuis sa fièvre une grande soif, et malgré un peu d'appétit, elle était maigre et pâle. Arrivée au terme de la grossesse, elle ne pouvait plus respirer que debout ou assise; les jambes et les cuisses étaient œdématiées.

Un jour au milieu d'un dîner qu'ils donnaient à la campagne où ils passaient la belle saison et où se trouvaient plusieurs médecins, Mme C. est prise d'une gêne extrême de la respiration, de suffocation et de défaillance; on la saigne, on promène la moutarde sur les extrémités, on cherche à déterminer le vomissement, tous ces moyens sont sans effet et peu de minutes après Mme C. avait cessé de vivre. On pratique l'opération césarienne à l'aide de laquelle on amène un enfant qui vit quelques heures, et qui était au milieu de plus de trente pintes d'eau qui distendait la matrice, et opérait ainsi le refoulement et du diaphragme et des poumons.

RÉFLEXIONS.

—

Quels sont les moyens à employer pour prévenir un semblable état pathologique ? Ces moyens sont de deux sortes : prophylactiques et curatifs. Averti par les exemples d'asphyxie que nous venons de rapporter, nous avons remarqué, que les femmes qui nous les avaient présentés, étaient atteintes dès les premiers jours de la grossesse d'une gastrite autre que celle que présentent la plupart des femmes dans cet état. C'est donc l'irritation de l'appareil digestif que nous avons dû combattre chaque fois que nous avons été consulté en temps opportun.

Ainsi, loin d'abandonner au temps et aux forces médicatrices de la nature, le soin de guérir, nous avons conseillé avec succès les antiphlogistiques sous toutes les formes, les dégorgements sanguins locaux et généraux, les bains tièdes, les hypnotiques chaque fois que nous avons cru remarquer, avec M. le professeur Double, que la soif tenait plutôt à un état nerveux qu'à un état inflammatoire. Quant aux moyens curatifs, ils se réduisent à un seul, la déplétion de la matrice par la rupture de la poche amniotique ou la ponction de la matrice, si le premier procédé devenait impraticable (1).

En reconnaissant une espèce de similitude entre l'accumulation morbide des eaux dans l'amnios avec les différentes espèces d'hydropisies, n'est-il pas permis d'émettre l'opinion que l'état pathologique de l'appareil digestif est une des causes les plus actives du développement des hydropisies, et, en effet les praticiens remarquent que les hydropisies se développent le plus ordinairement sous l'influence d'un état sthénique ou asthénique du tube digestif ; ce qui explique suffisamment les guérisons que l'on obtient par l'emploi

---

(1) M. le docteur Goujon m'a assuré avoir vu une gêne extrême de la respiration chez des femmes arrivées à la fin de la grossesse, être soulagées par l'écoulement d'une certaine quantité d'eau amniotique.

Mon fils a rencontré, dans sa pratique, un cas d'asphyxie chez une femme aux douleurs de la parturition ; l'écoulement des eaux fit cesser cet accident.

des antiphlogistiques, des émollients, des dérivatifs, des dégorgements sanguins dans le premier cas, et des toniques, des purgatifs surtout dans le second (1).

Dans une pratique de trente-six ans, nous avons obtenu de nombreux succès en suivant cette marche dans le traitement des hydropisies.

Dans un travail sur les hydropisies en général que nous publierons bientôt, nous prouverons par des faits nombreux, recueillis soit dans les hôpitaux, soit dans notre pratique particulière, les avantages de cette marche rationnelle pour la guérison de ces graves maladies.

(1) *Ab hydrope detento si aqua secundùm venas in alvum fluxerit, solutio fit.* Hipp., sect. VI, aph. XIV.

QUELQUES OBSERVATIONS

RELATIVES A L'INFLAMMATION AIGUE DES GANGLIONS ET
VAISSEAUX LYMPHATIQUES DANS LES COUCHES.

(*Phlegmasiá-alba-dolens.*)

Les femmes vers la fin de la grossesse,
éprouvent parfois un engorgement des membres abdominaux, et cet état morbide est
d'autant plus prononcé que la grossesse a été
plus laborieuse, qu'elle a été compliquée de
quelques maladies, ou qu'elle se compose de
plusieurs enfants. Cet engorgement prouve
le développement pathologique du système
lymphatique abdominal d'une part, et de
l'autre la gêne qu'éprouve la circulation du
fluide lymphatique. Ainsi, plus le ventre est
volumineux, plus cette gêne est grande, et
plus l'engorgement est prononcé. Cet état
anormal exige peu de moyens, ou plutôt ils

2

sont à peu près inutiles ; le repos seul doit être conseillé. Mais le meilleur moyen c'est la délivrance, après laquelle on voit des lochies claires, presque incolores, abondantes, amener promptement la résolution de cet œdème. Il est une autre espèce d'engorgement des membres abdominaux, qui arrive au milieu des couches et que les auteurs ont appelé engorgement laiteux, lymphatique des membres abdominaux ; que les uns ont considéré comme une névrite (*Dugès*) ; liée à une inflammation des nerfs de l'utérus (*Goldmann*) ; comme une inflammation (phlébite) des veines du bassin et se propageant à celles de la cuisse et de la jambe *(D. Davis, L. Lée, Arnott, Dance, Meckel, Wilson, Clark, Chrescembini)* ; comme un rhumatisme spécial des femmes en couches, (*Eisenmann, Wilde, Smeets ; Velpeau, Pommet,* etc.)

Nous, nous appellerons avec Gardien, Allard, et M. Capuron, cette maladie indifféremment, inflammation aiguë des ganglions et des vaisseaux lymphatiques abdominaux et même pectoraux, chez les femmes en couches, ou phlegmasia-alba-dolens des femmes en couches.

Cette maladie se développe d'une manière subite ; elle arrive ordinairement du dix au vingtième jour des couches ; elle n'est précédée ni accompagnée de la suppression des lochies ni de l'affaissement des seins. C'est ordinairement à la suite de quelque imprudence commise par la malade, telle que son exposition à l'air froid, humide, dans un moment où les pores sont ouverts et où la transpiration est encore abondante, surtout pendant la nuit, qu'elle se développe.

L'engorgement commence le plus souvent au haut de la cuisse ; il est dur, rénitent, et s'étend successivement au genou, au jarret, à la jambe et au pied ; rarement les deux côtés sont pris à la fois, mais bien alternativement. Les glandes de l'aine, du jarret sont gonflées et douloureuses au toucher. Presque jamais, quoi qu'en disent quelques praticiens, la matrice ou ses annexes ne participent à cet état pathologique. La douleur des glandes s'étend à tout le membre que l'on ne peut mouvoir, ni toucher sans l'augmenter. La peau est chaude, et sa couleur d'un blanc de lait. Toutefois la phlegmasia-alba-dolens ne procède pas toujours de haut en bas ;

elle se développe souvent dans un sens contraire et les vaisseaux limphatiques du pied, de la jambe, de la cuisse s'enflamment, quelquefois avant que la douleur et le gonflement se manifestent dans les glandes du jarret et de l'aine ; d'un autre côté, la phlegmasia-alba-dolens a parfois son siége aux extrémités pectorales sans que la malade n'accuse aucune douleur dans les articulations scapulo-humérales. Nous ne voulons pas inférer par cette remarque que les femmes en couches ne peuvent être atteintes de rhumatisme; nous savons comme tous les praticiens qu'elles y sont même très-exposées, et l'on a vu plus d'une fois cette maladie, ayant son siége dans les différentes articulations du bassin, amener des abcès et par suite une claudication longue à guérir et devenir même incurable, ainsi que le rapporte *Mauriceau*, en parlant d'une de ses tantes. Ici les hanches se relâchent non seulement chez les primipares, comme *Hippocrate* l'a enseigné dans son traité *De natura pueri*, mais encore quelquefois dans un accouchement qui n'est pas très-laborieux, ainsi que l'observe *Morgagni* dans sa quarante-huitième lettre.

Dans la phlegmasia-alba-dolens, il y a fièvre continue, avec exacerbation chaque soir, marquée par un léger frisson suivi de chaleur et de sueur générale ; le pouls est habituellement mou, large, excepté au moment des exacerbations où il prend le caractère qui appartient à chaque stade de la fièvre. La langue est jaune, saburale et se couvre vers la fin du second septénaire d'une eschare noirâtre ; il y a soif, constipation ; les urines sont rouges, blanches, présentent un dépôt muqueux (énéorème) ou une matière rosée, qui dépose au fond du vase. C'est au moment où paraît cette matière qui ressemble au carreau pilé que la maladie touche à sa terminaison. Voici quelques observations où nous avons puisé une partie des considérations qui précèdent.

PREMIÈRE OBSERVATION.

—

Mme Michard, âgée de vingt-sept ans, tempéramen nerveux et lymphatique, accouche pour la deuxième fois. La grossesse avait été pénible; durant son cours on avait été obligé de combattre une légère gastro-entérocolite; vers les derniers temps de la gestation, la santé de Mme M. était parfaite.

L'accouchement et ses suites n'offrent rien de remarquable; tous les phénomènes relatifs à cet état de la femme se passent trèsbien; cependant vers le dix-huitième jour des couches, quoique la malade se levât déjà plusieurs heures dans le jour, elle avait toutes les nuits une sueur abondante. Ce jour là en sortant de son lit, elle s'expose pendant une demi-heure à la croisée de sa chambre; le temps était sombre, la température froide et humide. Mme M. est saisie d'un frisson violent, elle se met au lit, se plaignant d'une douleur aux lombes, au pli de l'aine et au haut de la cuisse gauche. Malgré une foule de moyens qui sont mis en usage, le frisson continue plusieurs heures. La nuit est des plus agitées, ce n'est que vers le matin que la sueur se rétablit.

Les glandes inguinales étaient gonflées et extrêmement douloureuses, la cuisse en peu d'heures avait acquis presque le double de son volume ordinaire, sa couleur naturellement blanche n'avait pas changé. Le gonflement était rénitent, la pression douloureuse.

Prescription. — Tisane de chiendent et de pommes rainettes; infusion de fleurs de mauve, de violettes et de feuilles d'oranger; ces boissons adoucies avec le sirop de guimauve: potion calmante avec addition d'un grain d'extrait thébaïque; cataplasmes de farine de lin arrosés d'huile de morphine camphrée, au pli de l'aine.

2e jour de la maladie. — Le gonflement s'étend à la jambe et au pied; la douleur se prononce aux glandes poplitées. La fièvre est continue; soif pressante, chaleur halitueuse; urines rouges, citrines, rendues en petite quantité à la fois; ventre libre, nulle

douleur dans les régions hypogastriques, hy-
pochondriaques, iliaques.

Mêmes prescriptions, auxquelles on ajoute
le coton cardé et le taffetas ciré autour du
membre malade.

3ᵉ, 4ᵉ, 5ᵉ, 6ᵉ jours. — Même état, même
prescription. Consultation avec M. Martin le
jeune qui sanctionne le traitement.

7ᵉ jour. — Amendement de la douleur
que le plus léger mouvement toutefois aug-
mente; langue jaune, saburale, nausées, vomituritions.

Prescription. — 15 grains d'ipécacuanha,
dans une verrée d'eau sucrée; infusion de tilleul
pour faciliter l'action du vomitif. — Vomis-
sements qui font rendre beaucoup de matières
grises, verdâtres; il y a aussi plusieurs selles
bilieuses; sueur générale abondante, nuit
bonne, peu de douleur.

8ᵉ, 9ᵉ, 10ᵉ, 11ᵉ, 12ᵉ jours. — Le mieux se
continue; la douleur au pli de l'aine et au
jarret a presque disparu; mais l'engorgement
persiste, il a seulement un peu diminué au
haut de la cuisse.

13ᵉ jour. — Peu de fièvre, peu de soif,
langue rosée vers la pointe et sur les bords,

jaune et noire au milieu et à la base. —
Petit-lait clarifié et nitré ; le matin 4 onces
de petit-lait anti-laiteux de Weiss, adouci
avec le sirop de gomme ; tisane de pommes
et de chiendent ; frictions avec l'huile de
morphine camphrée ; coton et taffetas ciré
continués ; bouillon de poulet, crêmes d'a-
voine.

14e, 15e et 16e jours. — Urines abondantes, sédimenteuses ; plusieurs selles chaque
jour ; résolution progressive de l'engorgement.
Accès du soir presque nul , nuit calme, sommeil de plusieurs heures.

17e et 18e jours. — Convalescence, désir
ardent de sortir de son lit, et malgré la per-
sistance de nos conseils, la malade se lève
au moment d'une abondante sueur, passe
d'une chambre chaude dans un appartement
froid, et le soir même, à la suite d'un petit
frisson, Mme M. éprouve au gras de la jambe
droite une douleur lancinante qui la met
dans l'impossibilité d'exercer dans ce membre
le plus petit mouvement. A partir de ce
moment l'œdématie se développe et s'étend
à tout le membre, mais de bas en haut ; au
bout de vingt-quatre heures, la douleur se

fait sentir au jarret et au pli de l'aine; il y a fièvre, mais légère.

Les moyens employés la première fois sont prescrits de nouveau, et huit à neuf jours suffisent pour compléter la guérison.

DEUXIÈME OBSERVATION.

—

Mme Malleval était arrivée au quinzième jour d'une couche heureuse, et tout faisait croire à un rétablissement parfait.

Douée d'un tempérament nerveux, d'un caractère vif, âgée de vingt-deux ans, Mme Malleval était impatiente, et toutes les observations qu'on lui faisait pour qu'elle se soignât, se réduisaient à cette réponse: « Je me porte bien et je veux sortir de mon lit. » Elle se lève en effet, se promène dans sa maison, se met à la fenêtre (c'était en automne), et dans la nuit elle est réveillée par une douleur au milieu de la cuisse gauche, qui s'étend bientôt à tout le membre, surtout aux glandes de l'aine et du jarret ; le gonflement du membre arrive en peu de jours à un point tel que celui-ci avait doublé de volume ; il y avait peu de fièvre : cependant chaque soir on observait un peu d'exacerbation, les douleurs aussi étaient plus aiguës durant la nuit. La langue pâle était légèrement jaune au milieu et surtout vers la base; les urines peu abondantes, de couleur citrine. L'abdomen, les fosses iliaques explorées ne décelaient aucune trace d'inflammation ni dans la matrice ni dans ses annexes.

Les infusions de mauve, de violettes et de feuilles d'oranger sucrées furent prescrites ainsi qu'une potion calmante avec un grain d'opium; on appliqua des cataplasmes de farine de lin arrosés avec l'huile de morphine camphrée au pli de l'aine et au jarret. La totalité du membre fut enveloppée de coton cardé et de taffetas ciré. Ce traitement auquel on ajouta quelques tasses de bouillon léger de poulet, fut continué pendant six jours sans une grande diminution, soit dans les souffrances, soit dans le gonflement du membre, soit enfin dans sa couleur blanche. Alors nous prescrivîmes l'ipécacuanha à la dose de XX grains, en deux doses dans le cas où la première ne ferait pas vomir, ce qui, contre notre attente, eut lieu; la malade vomit plusieurs fois et fit plusieurs selles.

A dater de ce jour le mal alla en diminuant, nous remplaçames toute boisson par le petit-lait clarifié, nitré et adouci avec le sirop d'althæa et le bouillon de poulet. Pendant quelques matins, en alternant avec les autres boissons, nous fîmes passer 4 onces de petit-lait anti-laiteux de Weiss, édulcoré avec le sirop de gomme; on fit des frictions à la partie interne du membre malade avec l'huile de morphine camphrée; on continua le coton et le taffetas ciré, et le quinzième jour à dater de celui de l'invasion de la maladie, Mme Malleval était guérie sans crainte de rechute.

TROISIÈME OBSERVATION.

Une fille domestique, âgée de 23 ans, le onzième jour des couches, faites à l'hospice de la Charité de Lyon, revient chez ses maîtres, se livre à ses occupations habituelles. Trois jours après sa sortie de l'hospice, un matin (c'était en hiver), faisant son marché, elle est saisie de frissons, de douleur dans les lombes, au pli de l'aine du côté gauche; elle rentre, non sans peine, se couche, et le lendemain se fait porter à l'Hôtel-Dieu; elle est reçue dans une de mes salles.

La cuisse gauche était œdématiée déjà, les glandes de l'aine gonflées, tout le membre très-douloureux; il y avait fièvre.

Prescription. — Infusion de feuilles d'oranger et de fleurs de mauve sucrée; potion avec un grain d'extrait d'opium; frictions avec l'huile de morphine camphrée; coton et taffetas ciré autour du membre. — Nuit agitée.

2ᵉ jour. — La cuisse, la jambe et le pied sont gonflés, luisants, pâles, rénitents ; la douleur est vive aux lombes, au pli de l'aine et au jarret ; la chaleur est âcre, la langue est blanche au milieu, jaune à sa base et légèrement rouge à sa pointe ; la soif est vive, le ventre est libre, les urines sont rares et rouges.

Mêmes prescriptions, cataplasmes de farine de lin au pli de l'aine et au jarret. — Nuit meilleure.

3ᵉ jour. — Mouvement impossible du membre ; l'enflure est extrême, elle ne conserve pas l'impression du doigt, elle est douloureuse surtout au haut de la cuisse, à sa partie interne et au jarret.

Aux moyens déjà prescrits on associe le petit-lait clarifié et une pilule le soir, composée d'un grain d'opium. — Nuit bonne, sommeil, sueur générale et surtout au membre malade.

4ᵉ, 5ᵉ, 6ᵉ, 7ᵉ, 8ᵉ et 9ᵉ jours. — Amendement progressif de tous les symptômes ; il reste un peu d'empâtement dans le membre.

Je prescris pendant quelques jours, pour le matin, 4 onces de petit-lait anti-laiteux ;

je fais appliquer un bandage légèrement compressif sur toute l'étendue du membre.

Le 18ᵉ jour, la malade, guérie, sort de
l'hôpital.

QUATRIÈME OBSERVATION.

—

Mme la comtesse du Ch., âgée de 28 ans, se blesse à trois mois de grossesse. La fièvre de lait arrive au temps ordinaire; elle est peu prononcée, il est vrai, mais elle a lieu. Les couches n'offrent rien d'anormal.

Le 14e jour, l'état de Mme du Ch. était tellement bien que l'on pouvait lui permettre une promenade en voiture. Elle dépassa un peu la permission (c'était à la fin de l'automne); elle rentre à la nuit close, elle prend froid, et, arrivée chez elle, un frisson violent la saisit; en même temps elle accuse une violente douleur au gras de la jambe droite; la chaleur se rétablit, mais la fièvre dure toute la nuit.

Le 2e jour de la maladie, je suis appelé. La jambe était enflée, ainsi que le pied et la cuisse; les glandes du jarret et de l'aine commençaient à être douloureuses; le pouls était

plein, accéléré, donnant 80 pulsations par minute; la chaleur était grande; la peau du corps,
colorée en rouge, contrastait avec le membre
malade, qui était d'un blanc de lait; la langue
blanche et sèche, la soif pressante.

Prescription. — 15 sangsues à la cuisse
gauche, infusion de violette, de mauve et de
feuilles d'oranger; décoction de chiendent et
de pommes rainettes sucrée; potion calmante;
cataplasmes de farine de lin au jarret et au pli
de l'aine; coton et taffetas ciré autour du
membre malade. — La nuit est plus calme, la
sueur est générale et abondante.

3, 4, 5, 6 et 7e jours. — Il y a peu d'amélioration, l'agitation s'exaspère toujours à l'entrée de la nuit et se continue jusqu'à deux
heures du matin; le membre est toujours
très-enflé et douloureux.

On continue le même traitement, en ajou-
tant un grain d'opium à la potion, quelques
lavements de mauve et des frictions sur la
totalité du membre avec l'huile de morphine
camphrée. — Nuit plus calme, urine plus
abondante et moins rouge que les jours pré-
cédents; langue jaune à la pointe et noire
vers la base, légèrement rouge sur les bords.

8, 9, 10, 11 et 12ᵉ jours. — Diminution notable dans la fièvre et la douleur; sueur extraordinaire pendant la nuit. — Même traitement.

13, 14 et 15ᵉ jours. — Toute fièvre a cessé; on donne le petit-lait de Weiss, un quart de litre chaque matin; on fait passer quelques tasses de bouillon de poulet.

16, 17 et 18ᵉ jour. — Il y a quelques selles bilieuses, l'œdématie est réduite à moitié, elle est sans douleur; on applique un bandage légèrement compressif avec une bande de flanelle. On permet les crêmes de riz, d'avoine, de gruau.

19, 20 et 21ᵉ jours. — Convalescence, et guérison au 30ᵉ jour.

CINQUIÈME OBSERVATION.

—

Mme Madinier, boulangère, primipare, se blesse à six mois de la grossesse ; la délivrance offre quelques difficultés qui sont vaincues par le médecin habile appelé dans cet instant. Les couches n'offrent rien d'anormal.

Mme Madinier, arrivée au dixième jour, se croyant rétablie, en passant d'un lieu chaud dans une chambre froide (c'était à la fin de l'automne), est saisie, dans le milieu de la nuit, d'un frisson violent qui dure plusieurs heures ; la chaleur et la sueur s'établissent lentement. Nous sommes appelé dans la nuit, et, malgré tout ce que nous pûmes conseiller, l'accès ne finit que dans la matinée, et fut remplacé par une douleur vive dans la cuisse et tout le membre droit.

Prescription. — Infusion de mauve, violette, feuilles d'oranger sucrée, potion calmante avec xx gouttes de laudanum ; frictions à la partie interne de la cuisse, principal siége de la douleur, avec l'huile de morphine; coton cardé, recouvert de taffetas ciré.

2ᵉ jour. — La fièvre est continue, le pouls donne 80 pulsations par minute; la langue, rouge à la pointe, est d'un jaune foncé au milieu et à la base; la soif est pressante, la cuisse enfle à vue d'œil, elle acquiert le double de son volume en quarante-huit heures; les glandes inguinales et poplitées sont gonflées et douloureuses; urines rouges et rares; constipation; les lochies coulent encore un peu.

Même traitement, auquel on ajoute un lavement. — Nuit plus calme.

3ᵉ jour. — Le membre est toujours très-douloureux, l'enflure n'a pas fait de progrès.

4, 5, 6, 7, 8, 9, 10, 11, 12, 13 et 14ᵉ jours. — L'état de la malade ne présente presque pas d'amélioration, la langue est devenue noire vers le 14ᵉ jour, il y a quelques nausées, vomituritions.

Je prescris 15 grains d'ipécacuanha, qui produisent plusieurs évacuations par le haut et par le bas. La cuisse est moins grosse, la douleur des glandes s'est amendée; la fièvre est réduite à une légère exacerbation dans la soirée, qui se termine dans la nuit par un peu de moiteur.

15, 16, 17 et 18ᵉ jours. — Le membre a repris son volume ordinaire.

Prescription. — Petit-lait nitré, adouci avec le sirop d'althæa, bouillon de poulet.

19, 20, 21 et 22ᵉ jours. — La fièvre a cessé, les nuits sont bonnes, les urines déposent le sédiment briqueté, l'eschare de la langue se détache et tombe peu à peu, la convalescence se prononce.

Le 25ᵉ jour la malade est conduite à la campagne, où elle est mise à l'usage du petit-lait anti-laiteux de Weiss.

Le 30ᵉ jour elle est guérie et vient reprendre son commerce de boulangerie.

SIXIÈME OBSERVATION.

—

Le 21 octobre 1838, j'accouche Mme Briéry d'un enfant mort depuis plusieurs jours ; l'arrière-faix présentait une matière cérébelleuse, pultacée ; les lochies coulent peu ou presque pas du tout. Les moyens indiqués en pareille circonstance sont prescrits sans grand résultat jusqu'au 5e jour. A cette époque la malade, en urinant, pousse le caillot puerpéral, et alors la perte, quoique pâle, devient assez abondante.

Malgré mes recommandations et la surveillance de la garde, à l'instant d'une transpiration abondante et au moment où l'on faisait sa chambre, les croisées étant ouvertes, elle sort les bras de son lit, et, dans la soirée, se plaint de douleurs lancinantes dans les mains et surtout à la pointe et à la pulpe des doigts ; il y a fièvre, frisson, chaleur âcre à la peau, sans transpiration ; la fluxion des seins, qui avait eu lieu dès le 3ᵉ jour des couches, est presque terminée; le pouls est élevé et dur; la langue, rouge sur les bords et vers la pointe, est jaune au milieu et vers sa base; il y a soif et agitation pendant la nuit.

Le lendemain, 6ᵉ jour des couches, les doigts, les mains et les avant-bras présentent un gonflement d'un blanc de lait avec quelques cordons douloureux à la partie interne du membre; la tension de la peau est extraordinaire et résiste à la pression.

Prescription. — Infusions diaphorétiques et calmantes; coton et taffetas ciré autour du membre; et, attendu que les lochies avaient peu coulé, on applique 12 sangsues au haut des cuisses.

Le 7ᵉ jour, l'inflammation avait envahi tout le bras; alors les glandes de l'aisselle se tuméfient et deviennent douloureuses. — On continue le même traitement.

Le 8ᵉ jour, on administre deux lavements laxatifs; la diète la plus sévère est observée.

Le 9ᵉ jour, il y a des sueurs générales; la tension de la peau est moins prononcée, la douleur est amendée, les nuits sont meilleures, les urines déposent un sédiment rosé; la maladie est stationnaire. — On permet le bouillon de poulet et un peu de crême d'avoine.

Les 10, 11, 12 et 13e jours, amélioration progressive ; le 15e, convalescence. Les glandes de l'aisselle sont encore gonflées, mais avec peu de douleur ; les frictions avec l'huile de morphine camphrée sont prescrites, et ce moyen simple les fait bientôt rentrer dans leur état normal.

La guérison est complète le 20e jour.

SEPTIÈME OBSERVATION.

Hémorrhagie utérine nécessitant un accouchement prématuré. — Catarrhe pulmonaire.—Phlegmasia alba dolens.—Emploi du tartre stibié à hautes doses. — Guérison (1).

Mme Dérob..., âgée de dix-neuf ans, était arrivée au sixième mois d'une première grossesse qui avait été très-pénible, lorsque, le 5 septembre 1840, une hémorrhagie utérine, déterminée par l'insertion du placenta sur le col, et qu'aucun des moyens indiqués en pareil cas n'avait pu arrêter, nécessita une délivrance qui fut prompte, mais douloureuse. Si l'on excepte un écoulement très-abondant de sang avant et après l'accouchement, il n'y eut rien d'anormal dans l'accomplissement des phénomènes de la suite des couches.

On était arrivé au sixième jour, et tout fai-

(1) Communiquée par mon fils.

sait espérer un rétablissement rapide et complet, lorsque, le soir de ce même jour 10 septembre, Mme Dérob..., laissée seule dans son appartement, commit l'imprudence de se lever sous un prétexte très-léger. Le corps était couvert d'une moiteur générale à laquelle elle ne prit pas garde. A peine a-t-elle fait quelques pas qu'elle éprouve un commencement de défaillance, et, croyant n'avoir pas le temps de retourner vers son lit, elle se laisse tomber dans un fauteuil. Sa domestique rentre peu de temps après et recouche la malade, qu'elle réchauffe par les moyens usités.

Pendant la nuit, Mme Dérob... se plaint de frissons, de céphalalgie assez intense ; elle n'a pas dormi, elle tousse, et à chaque secousse de la toux elle éprouve de vives douleurs dans les seins et dans le bas-ventre ; les lochies sont tout-à-fait arrêtées, les seins sont gonflés, durs et sensibles à la moindre pression ; la peau est sèche, chaude ; le pouls est petit et serré.

Prescription. — 5 sangsues à chaque cuisse, cataplasmes sur les seins, linges chauds sur le ventre, et boissons légèrement diaphorétiques.

Vers le milieu du jour les lochies ont reparu, les seins sont moins douloureux, mais la toux persiste.

Prescription. — Boissons pectorales.

Ce catarrhe a cédé au bout de dix jours de la mise en usage d'un traitement rationnel, et Mme Dérob... semblait tout-à-fait en voie de guérison.

Mais le 21 septembre, sans qu'il y ait eu une nouvelle imprudence, sans cause appréciable aussi, Mme Dérob... se plaint d'un engourdissement général de tout le membre inférieur droit. Une douleur aiguë et s'étendant à tout le membre succède bientôt à cet état; les glandes inguinales font saillie, elles deviennent très-sensibles au toucher, ainsi que tout le membre; le plus léger mouvement est impossible, tant il éveille de douleur; l'infiltration œdémateuse devient générale. Il était difficile, à ces caractères, de ne pas reconnaître la maladie décrite sous le nom de *phlegmasia alba dolens.*

Prescription. — Coton cardé recouvert de taffetas ciré et légèrement arrosé d'un mélange sédatif, potion avec addition de poudre de Dower, infusions de tilleul et de feuilles d'oranger, eau de poulet.

22 septembre. — Même état du membre, mêmes souffrances ; la langue est recouverte d'un enduit jaunâtre, il n'y a pas eu de selles depuis vingt-quatre heures, le ventre est ballonné, la région iliaque droite participe au gonflement et à la douleur du membre.

Prescription. — La potion est remplacée par un looch auquel on ajoute 40 centigrammes de tartre stibié ; le reste *ut suprà*.

Le 22 au soir, la malade a eu, après l'ingestion de la première cuillerée de son looch, un vomissement abondant, puis une sueur générale. Les autres cuillerées n'ont produit aucun effet sensible sur l'estomac. Du reste, la malade se trouve un peu mieux, mais n'ose pas encore bouger sa jambe.

Le 23, la nuit a été assez bonne, Mme Dérob... a dormi quatre heures, elle a eu une selle liquide considérable ; la langue s'est dépouillée, le pouls s'est relevé et est à peu près dans son état normal. — Mêmes prescriptions, le tartre stibié excepté.

Les 24, 25, 26 et 27, le mieux est tous les jours plus sensible ; enfin, le 5 octobre, quinzième jour de la rechute, le gonflement et la douleur ont tout-à-fait disparu, et Mme Dérob... peut faire de petites promenades dans sa chambre.

La guérison complète n'a pas tardé à s'établir.

DE LA PONCTION DE LA VESSIE

PAR LE RECTUM,

DANS LES CAS DE RÉTENTION D'URINE.

La rétention de l'urine dans la vessie peut être l'effet d'un grand nombre de causes différentes, telles que la paralysie de la vessie, l'inflammation de son col, la présence de corps étrangers dans cet organe, d'un calcul arrêté dans le canal de l'urètre; la compression exercée sur le col de la vessie dans la grossesse, l'hypertrophie, l'inflammation, les abcès de la glande prostate, le rétrécissement morbide du canal de l'urètre, etc. Mais la cause la plus commune est la paralysie de la vessie; toutefois il en est une autre encore plus fréquente qu'on ne le pense, c'est la paresse qu'éprouvent souvent les vieillards à rendre les urines, ce qui, soit dit en passant, ne contribue pas peu à la formation des calculs urinaires (1).

La vessie se dilate outre mesure, forme une tumeur dure et circonscrite à l'hypogastre, qui fait éprouver de la douleur au malade lorsqu'on la presse avec la main. L'urine coule goutte à goutte par regorgement, comme on le dit, et, quand le chirurgien veut tenter le cathétérisme, il lui est souvent impossible d'arriver dans la vessie. Comment expliquer cet obstacle, surtout s'il y a absence d'inflammation de la prostate, du canal de l'urètre, du col de la vessie? Ce dernier organe, distendu de plus en plus par l'accumulation de l'urine, se porte davantage derrière et au dessus du pubis; son corps forme un coude à angle obtus avec le canal de l'urètre, et c'est là, selon nous, le véritable obstacle qui, joint à l'occlusion du canal par la luette vésicale, s'oppose

(1) On conçoit encore, dit M. Segalas, dans son *Traité de la gravelle et de la pierre*, que les personnes qui ont la mauvaise habitude de conserver longtemps l'urine dans la vessie, par la raison qu'elles écoutent peu la sensation qui les avertit du besoin de les rendre, sont, par cela même, exposées plus que d'autres à la pierre vésicale.

soit à l'écoulement de l'urine, soit à l'intro-
duction de la sonde.

La plupart des grands chirurgiens pensent
que les cas où l'on doit pratiquer la ponction
de la vessie sont infiniment rares; on lit
même dans les œuvres de *Desault* que, dans
l'espace de dix années, ce chirurgien célèbre
n'eut l'occasion de la pratiquer qu'une seule
fois. Nous admettons en effet que les cas de
rétention d'urine sont rares dans les hôpitaux. Les malades qui sont atteints de cette
maladie, voyant couler les urines au point
de mouiller leur lit et les linges dont on le
garnit, attribuent à toute autre cause les coliques et le malaise qu'ils éprouvent dans le
ventre; les assistants et souvent les gens de
l'art partagent cette erreur, et quand le malade meurt, on attribue la mort à toute autre
affection qu'à la rétention de l'urine.

Dans une longue pratique j'ai été à même
de constater plusieurs fois les suites fatales
d'une semblable erreur.

Lorsqu'après avoir employé vainement les
moyens rationnels pour vider la vessie, lorsqu'on est convenu de pratiquer la ponction de
cet organe, ce qu'il y a de difficile, c'est de

choisir le lieu où l'on doit la faire. Trois points ont été désignés par les auteurs : 1° au périnée, 2° au dessus du pubis, 3° par le rectum.

De ces trois lieux d'élection nous avons toujours préféré la ponction par le rectum. Ce procédé, mis en usage pour la première fois en 1750 et 1757, par Fleurant, chirurgien-major de l'hospice de la Charité de Lyon, est d'une pratique plus facile et moins douloureuse pour le malade, qui s'en aperçoit à peine. On ne peut, comme à la ponction par le périnée, reprocher à ce procédé que la plaie est pratiquée au travers des parties malades ou enflammées, qui ensuite peuvent se gangréner ; et, comme la ponction au dessus du pubis, elle n'expose pas le malade à une infiltration d'urine dans le tissu cellulaire. Elle présente aussi l'avantage de vider la vessie complètement.

La ponction se fait assez loin du col de la vessie pour qu'on ne puisse pas craindre qu'une inflammation qui existerait dans cette partie en fût augmentée. Ici on n'a ni peau ni muscles à traverser, mais simplement les membranes du rectum et de la vessie à l'endroit où les deux organes sont en contact immédiat. C'est d'après ces considérations et la lecture de faits consignés soit dans les œuvres de *Pouteau*, soit dans différents ouvrages publiés en France et en Angleterre, que j'ai opéré d'après cette méthode les malades dont les observations sont rapportées ci-après.

PREMIÈRE OBSERVATION.

—

Au mois de novembre 1815, je fus appelé en consultation par MM. Lorin et Rodet, l'un médecin, l'autre chirurgien à Thoissey (Ain), pour un cultivateur, âgé de soixante-dix-huit ans ; cet homme d'une forte constitution, arrivé à une modeste aisance avait cessé de travailler depuis deux ans. A dater de cette époque, pour se distraire, il avait contracté l'habitude du cabaret et souvent il en revenait ivre. C'est aussi à partir de ce moment, qu'il éprouvait des difficultés pour uriner, pour peu qu'il différât de satisfaire à ce besoin de la nature ; il était dans cet état lorsqu'il est pris d'une véritable rétention d'urine.

Pendant quelques jours on se borne à lui faire des applications sur le ventre, à lui donner des boissons mucilagineuses et des lavements émollients. Ces moyens, loin de calmer les coliques, les augmentaient en remplissant de plus en plus la vessie.

Les médecins nommés plus haut tentent le cathétérisme sans succès, je ne suis pas plus heureux, et, il ne nous reste que la ponction. J'explore le rectum que je trouve souple et fortement pressé par une tumeur formée par la vessie. Après avoir fait placer le malade au pied du lit, les cuisses écartées, les jambes fléchies et le bassin relevé de manière à lui faire éprouver un léger mouvement de bascule en haut et en arrière, enfin après avoir bien reconnu par les moyens qu'offre le tact, la disposition des lieux, l'index placé dans le rectum, je portai le long de ce doigt aussi avant que possible le trois-quarts courbe recouvert de sa canule sur la tumeur, et arrivé là en un seul temps je pénétrai dans la vessie, je retirai le trois-quart et l'urine coula abondamment; la vessie étant vidée j'introduisis par la canulle une très petite sonde creuse en gomme élastique que je fixai à l'aide d'un bandage simple. Demi-heure après l'opération (pour laquelle le malade ne témoigna pas la moindre douleur), le malade prit envie d'uriner, ce qu'il fit sans aucune difficulté. Alors la sonde fut retirée, et huit jours après il jouissait d'une santé parfaite. Il a vécu jusqu'à quatre-vingt-sept ans.

DEUXIÈME OBSERVATION.

—

M. P... commissaire de police de la ville de Lyon, âgé de cinquante-neuf ans, homme de cabinet et très-laborieux, avait contracté l'habitude de ne rendre les urines qu'une ou deux fois dans les vingt-quatre heures, et souvent il éprouvait un peu de retard dans le premier jet. Il était malade et au 8e jour d'une fluxion de poitrine (pneumonite), lorsqu'il est pris subitement d'une douleur aiguë au périnée avec gonflement de la prostate.

Les sangsues, les cataplasmes émollients sont prescrits sans résultat avantageux ; les accidents pectoraux se calment et nul doute qu'une métastase s'opère sur la glande prostate ainsi qu'on l'a souvent observé dans les maladies de la cavité thoracique. Le canal de l'urètre comprimé de plus en plus par le développement de l'inflammation, l'urine ne coule plus que goutte à goutte. La vessie se distend dans la nuit, et le matin on ne peut avec aucune espèce de sonde arriver dans la vessie; on patiente, on attend et sans résultat. Le ventre se ballonne, il y a un malaise impossible à décrire, la ponction de la vessie devient urgente; je la pratique par le rectum malgré le gonflement de la prostate, la vessie est vidée à l'instant même; je conserve dans la plaie une sonde en gomme élastique, j'en place une sans beaucoup de difficulté dans le canal de l'urètre; alors je sors celle du rectum, les urines coulent par la voie naturelle à l'aide d'une sonde que je renouvelle de quatre jours en quatre jours.

Un abcès énorme se forme au périnée, il est ouvert avec la potasse caustique; un pus consistant coule en très-grande abondance; le canal de l'urètre devient libre et ses fonctions sont rétablies. Il ne reste qu'à guérir la maladie de la prostate qui cède à un traitement convenable au bout d'un mois sans fistule. Depuis lors M. P. a joui d'une santé parfaite.

TROISIÈME OBSERVATION.

—

M. Serger, âgé de soixante-quatorze ans, d'un tempérament nerveux, d'une constitution forte, avait en 1834, une attaque d'apoplexie, suivie d'hémiplégie de tout le côté gauche. Traité rationnellement par la strychnine sous différentes formes, six mois après il était guéri de sa paralysie et avait repris toutes ses habitudes; il avait aussi celle de ne rendre les urines qu'à la forcée, comme il le disait.

Le 15 février 1838, à la suite d'un excès de boisson, il ne peut plus uriner; il rentre chez lui, se met au lit et se fait appliquer des cataplasmes émollients sur le ventre, il prend de la tisane de graine de lin et des lavements de la décoction avec la même graine.

Malgré ces moyens, l'urine ne coule que par regorgement, la vessie se distend et vient former une tumeur énorme au dessus du pubis.

Je suis appelé le 5ᵉ jour de la rétention, nous tentons vainement mon fils et moi le cathétérisme ; ici comme chez les autres malades la sonde pénètre sans difficulté jusqu'à l'entrée de la vessie, mais arrivé là, il est impossible d'aller plus avant. Si l'on force la sonde, elle amène du sang et le malade se plaint de vives douleurs.

M. Serger, est placé dans le milieu de son lit, le bassin élevé de manière à lui faire subir un mouvement de bascule d'avant en arrière et de bas en haut. — Nous pensons que cette position qui facilite l'opérateur et qui n'effrayant ni le malade ni les assistants doit être préférée à celle indiquée jusqu'à ce jour et qui est la même que celle pour la litho-tomie.

Le malade ainsi disposé, la ponction est pratiquée par le rectum, que l'on a eu soin de vider par un lavement huileux ; le malade ne témoigne qu'une légère douleur. Il s'écoule environ deux litres d'urine ; on ne laisse point de sonde dans la plaie. Une heure après le malade prend envie d'uriner, et urine sans difficulté. Comme moyen investigateur j'introduis par le canal de l'urètre une algalie sans peine dans la vessie.

Huit jours après le malade était guéri.

QUATRIÈME OBSERVATION.

—

L'enfant d'un négociant de cette ville, âgé
de six ans, souffrait depuis quelque temps de
coliques dans le bas ventre et du priapisme
qui le portait à l'onanisme ; depuis plusieurs
jours aussi il urinait peu et avec douleur.
Enfin les urines se suppriment tout-à-fait, alors
il se plaint davantage du ventre qui se ballonne ; on fait prendre des bains tièdes, on
donne des lavements, on tient sur l'abdomen
des cataplasmes de farine de lin. Cette médecine de ménage est continuée quelques jours.
L'enfant souffre de plus en plus et pousse
des cris aigus. Je suis appelé et reconnais de
suite une rétention d'urine déterminée par
la présence d'une pierre arrêtée dans la por-
tion prostatique du canal de l'urètre. Je m'en
assure avec un cathéter, je cherche à repous-
ser le calcul dans la vessie, impossible de le
faire marcher ni en avant, ni en arrière ;

le canal contracté, resserré, les cris de l'enfant, l'impossibilité d'agir sur le calcul et la crainte de voir la vessie s'érailler, encouragé d'ailleur par quelques succès de ponction de la vessie, je pratique cette opération par le rectum, la vessie est vidée à l'instant. Je place dans le canal de l'urètre une sonde à corde à boyau d'une ligne et demie de diamètre, et quelques heures après ayant obtenu une assez grande dilatation, assisté de mon fils et de quelques aides je parviens à saisir la pierre avec la pince de *Hales*, je la brise en partie de manière à ce que les urines commencent à couler. Je mets l'enfant dans un bain tiède et le soir six heures après la première opération je brise de nouveau un fragment resté dans le canal, le jet des urines amène le tout. Je fais continuer les bains, je prescris quelques boissons calmantes et quelques lavements, et huit à dix jours ensuite l'enfant est guéri; la plaie du rectum était fermée dès le premier jour.

RÉFLEXIONS.

—

Chez une personne raisonnable, on aurait pu employer tout autre procédé, l'incision du canal, par exemple, pour arriver à l'extraction du calcul ; mais chez un enfant nerveux j'ai pensé que la ponction de la vessie d'abord, la dilatation du canal et le brisement de la pierre ensuite, était le seul procédé à employer, et, avec d'autant plus de raison que je considère la ponction de la vessie par le rectum comme une opération si peu susceptible d'accidents, que je suis étonné de voir encore des chirurgiens du premier mérite lui préférer la ponction périnéale et la ponction hypogastrique.

CINQUIÈME OBSERVATION,

RECUEILLIE PAR FLEURANT ET PUBLIÉE PAR
POUTEAU.

—

Monsieur..... courant sa cinquante-septième
année, sujet depuis longtemps à des réten-
tions d'urine, fut surpris la nuit du 22 juin
1757, d'un accès de cette maladie plus violent que ceux qu'il avait eus précédemment.
Aussi était-il la suite d'une intempérance,
qui quoique légère pour quelqu'autre, fut
de grande conséquence pour lui, vu sa disposition maladive.

Je fus appelé, et aussitôt les saignées, les
lavements, les fomentations, les demi-bains,
furent mis en usage par ordre, mais sans
succès : j'employai la sonde, il me fut impossible de pénétrer dans la vessie, et il me
parut que l'embarras était extrême dans le
canal, ce qui ne devait pas surprendre, car

dans plusieurs autres attaques où il avait fallu le sonder, souvent ce n'avait été qu'avec beaucoup de peine, il arrivait quelquefois même des effusions de sang assez considérables, et l'on avait immanquablement fait plusieurs fois des excoriations, et même des plaies à l'urètre, de manière que ce canal ne pouvait être que fort irrégulier, plein de cicatrices, de brides, de gonflements variqueux, pour ne pas dire de carnosités, maladies encore bien peu décidées.

Quelqu'absolue que me parut dans ce cas la ponction de la vessie, je ne résolus point seul cette opération, qui étant nouvelle et de mon idée, demandait à tous égards vis-à-vis de quelqu'un de marque tel qu'était mon malade le suffrage d'un confrère. M. Charmetton fut appelé; sa dextérité reconnue autant que son discernement nous était nécessaire, car il était prudent qu'il tentât de donner du soulagement par la sonde, comme le moyen le plus doux, et on sait que la manœuvre de cette petite opération (que l'on me pardonne l'expression), est très-capricieuse, et qu'elle est conséquemment une de celles qui mettent le plus un malade dans le cas de changer de main : enfin cette dernière tentative n'ayant pas réussi, j'exposai la nécessité d'une autre opération, de même que la méthode que je comptais mettre en usage, ce qui fut approuvé.

Le malade situé presque horizontalement sur le bord de son lit, les cuisses pliées, écartées et soutenues par deux aides ; j'introduisis l'index de la main gauche oint d'huile dans le rectum aussi avant qu'il me fut possible ; je me trouvai contre la vessie, où le ballonnement était extrême, je pris de la main droite mon trois-quarts courbe, également frotté d'huile, et dont j'avais assez retiré le poinçon pour que la pointe en fût entièrement cachée dans la canule ; je le portai le long de mon doigt jusqu'à la vessie ; je poussai fortement le manche du trois-quarts pour en faire avancer la pointe, et faire entrer la tige et la canule tout ensemble dans la vessie, de la longueur d'un pouce au moins ; alors retirant mon doigt de l'anus, et le trois-quarts, l'urine s'écoula jusqu'à la dernière goutte par la canule que je soutenais : il fut question ensuite de ce soulagement de fixer cette canule ; je le fis d'abord au moyen de deux rubans de fil passés un de chaque côté dans les fenêtrures du pavillon, et attachés en devant, et en arrière à une ceinture placée à cet effet autour du ventre; le lendemain comme le malade qui ne souffrait que très-peu voulut se lever, et que la canule retombait un peu, j'y ajoutai un bandage en T, double seulement depuis le scrotum, ce qui avec une compresse en plusieurs doubles, eut de très-bons effets.

Lorsque le malade voulut aller à la selle; il ne fut question que de défaire le bandage en T, de soutenir et de relever la canule : mais comme il est difficile de borner ses souhaits, ce malade qui un jour avant se fût estimé trop heureux de rendre quelque peu d'urine, se plaignit ensuite de ce qu'elle coulait sans cesse; nous remédiâmes aisément à ce léger inconvénient au moyen d'un mandrin en bois qui bouchait exactement l'ouverture de la canule, et que l'on ôtait facilement quatre ou cinq fois dans la journée.

Dès le moment de l'opération, le malade fut de mieux en mieux; des demi-bains, des injections adoucissantes dans l'urètre, quelques verrées de casse achevèrent la guérison;

le troisième jour les urines commencèrent à prendre la voie ordinaire; la quatrième j'ôtai la canule; et si on excepte quelques gouttes d'urine qui coulèrent à ce moment il n'en est pas sorti dans la suite par l'anus.

RÉFLEXIONS.

—

Une des règles principales de l'art d'opérer est d'avoir égard aux parties qui avoisinent celles que l'on opère; il en est que l'on peut intéresser sans danger; il en est dont la lésion peut être mortelle, et alors le danger se manifeste à l'instant même; mais il s'en trouve encore qui ne présentent point de danger en apparence, qui, quoique lésées, n'empêchent point de parvenir au but que l'on s'est proposé dans une opération, et dont les conséquences ne se manifestent que dans la suite, soit dans la difficulté de terminer la maladie, soit dans l'altération de quelques fonctions dont elles sont les organes; telles sont, dans la ponction de la vessie par le rectum, les vésicules séminales. Placées à la partie postérieure et inférieure de la vessie, à l'endroit de l'union de cet organe avec le rectum, il serait possible de les ouvrir en portant par cet endroit le trois-quarts dans la vessie.

L'inconvénient ne serait peut-être pas grand, attendu que les ouvertures pourraient se fermer, et le liquide que contiennent ces organes continuer son cours ordinaire. Dans tous les cas, il est de la perfection de ce procédé de les éviter, et on le peut en introduisant l'index aussi avant qu'il est possible dans l'anus; alors on touche la vessie au delà des vésicules, et l'on conduit le trois-quarts jusqu'au bout du doigt. Il convient, en introduisant l'instrument, de retirer assez le poinçon pour que la pointe soit entièrement cachée dans la canule; alors on est sûr de ne point blesser l'intestin. Il ne faut pas non plus pousser le manche du poinçon avant d'être arrivé à la vessie. Pour cela on prend l'instrument de manière que, tenant le manche dans la main, on laisse passer la tige entre l'index et l'annulaire, qui servent à l'assujettir conjointement avec le pouce; les autres doigts et l'intérieur de la main servent à conduire l'instrument, que l'on doit faire entrer de huit à dix lignes pour la canule, afin qu'elle ne soit point exposée à ressortir aisément de la vessie.

Telles sont les règles principales à suivre dans la ponction de la vessie par le rectum; il en est d'autres qui sont relatives à l'opération elle-même et à ses suites, mais c'est à l'opérateur à les prévoir, et son génie doit lui suggérer ce que nous ne pouvons dire ici.

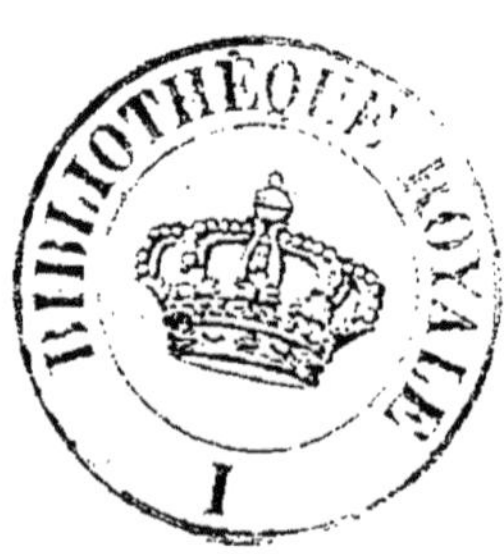

FIN.